Come

dimagrire

senza

Dieta

Diario dell'Alimentazione

Anne Bauer

ISBN-10: 1511718153
ISBN-13: 978-1511718158

DEDICA

Questo libro è dedicato a tutte le persone che non sono soddisfatte del loro corpo e vogliono fare qualcosa per cambiarlo.

Hai già fatto il primo passo - ora non ti resta che continuare a camminare. Se tieni duro, so che puoi farcela!

Insieme a quello che hai imparato nel libro *'Come dimagrire senza Dieta: Il mio segreto per avere questo corpo'*, questo diario alimentare potrá aiutarti a riconoscere e migliorare le tue abitudini alimentari, per poter ottenere il corpo dei tuoi sogni. Informazione di più: **www.4thebetteryou.wordpress.com.**

Buona Fortuna!

ESPLICAZIONE

Se vuoi perdere peso, una delle cose più importanti per cominciare è quella di annotare ciò che mangi e quando. Questo è l'unico modo per capire il motivo dei tuoi chili di troppo. Inoltre, al fine di modificare le vecchie abitudini alimentari e di adattarsi alle nuove, è essenziale documentare cosa e quando mangi e bevi. Così potrai anche misurare i tuoi progressi così come le aree che necessitano di ulterior miglioramenti.

Questo diario alimentare è progettato per aiutarti a registrar esattamente tutte queste informazioni. All'inizio del diario, così come dopo 4 e 8 settimane, si trova un test di livello. Dovrebbe essere usato per determinare il tuo punto di partenza e tracciare i successive miglioramenti (dopo 4 e 8 settimane). Nel resto delle pagine dovrai invece registrare la tua alimentazione ogni giorno per 2 mesi. Questi 2 mesi di documentazione saranno sufficienti per:

1. Trovare i problem della tua alimentazione.
2. Migliorare la tua nutrizione.
3. Abituarti alla tua nuova nutrizione.

Dopo 2 mesi è molto probabile che non avrai più bisogno di un diario. Tuttavia, nel caso tu preferisca continuare a tenere traccia della tua nutrizione, grazie a questo libro saprai come farlo.

VALUTAZIONE

Data:_____

Peso:_____

Grasso corporeo:_____

Circonferenza
Vita:_____

Fianchi:_____

Cosce:_____

Braccio:_____

Totale giornaliera spesa energetica:_____
(TDEE)

Quotidiano Apporto Energetico:_____

Le cose che mi piacciono del mio corpo:

1._____

2._____

3._____

_____

Cose che non mi piacciono del mio corpo:

1._____

2._____

3._____

_____

Le cose che voglio cambiare:

1._____

2._____

3._____

_____

Qual è la ragione del mio sovrappeso?

_____

_____

DIARIO DELL'ALIMENTAZIONE

LUNEDÌ   Data:_____

Colazione: Ora:_____

mangiai:_____

_____

_____

bevvi:_____

_____

Proteine:_____Grassi:_____

Carboidrati:_____

Spuntino: Ora:_____

_____

_____

_____

Pranzo: Ora:_____

mangiai:_____

_____

_____

bevvi:_____

_____

Proteine:_____Grassi:_____

Carboidrati:_____

Spuntino: Ora:_____

_____

_____

_____

Cena: Ora:_____

mangiai:_____

_____

_____

bevvi:_____

_____

Proteine:_____Grassi:_____

Carboidrati:_____

Quotidiano Apporto Energetico:_____

Nota:_____

MARTEDÌ

Data:_____

Colazione:

Ora:_____

mangiai:_____

_____

_____

bevvi:_____

_____

Proteine:_____Grassi:_____

Carboidrati:_____

Spuntino:

Ora:_____

_____

_____

_____

Pranzo:

Ora:_____

mangiai:_____

_____

_____

bevvi:_____

_____

Proteine:_____Grassi:_____

Carboidrati:_____

<u>Spuntino:</u>   Ora:_____

_____

_____

_____

<u>Cena:</u>   Ora:_____

mangiai:_____

_____

_____

bevvi:_____

_____

Proteine:_____Grassi:_____

Carboidrati:_____

<u>Quotidiano Apporto Energetico:</u>_____

Nota:_____

_____

_____

MERCOLEDÌ

Data:_____

Colazione:

Ora:_____

mangiai:_____

_____

_____

bevvi:_____

_____

Proteine:_____Grassi:_____

Carboidrati:_____

Spuntino:

Ora:_____

_____

_____

_____

Pranzo:

Ora:_____

mangiai:_____

_____

_____

bevvi:_____

_____

Proteine:_____Grassi:_____

Carboidrati:_____

<u>Spuntino:</u>   Ora:_____

_____

_____

_____

<u>Cena:</u>   Ora:_____

mangiai:_____

_____

_____

bevvi:_____

_____

Proteine:_____Grassi:_____

Carboidrati:_____

<u>Quotidiano Apporto Energetico:</u>_____

Nota:_____

_____

_____

GIOVEDÌ   Data:_____

Colazione: Ora:_____

mangiai:_____

_____

_____

bevvi:_____

_____

Proteine:_____Grassi:_____

Carboidrati:_____

Spuntino: Ora:_____

_____

_____

_____

Pranzo: Ora:_____

mangiai:_____

_____

_____

bevvi:_____

_____

Proteine:_____Grassi:_____

Carboidrati:_____

Spuntino: Ora:_____

_____

_____

_____

Cena: Ora:_____

mangiai:_____

_____

_____

bevvi:_____

_____

Proteine:_____Grassi:_____

Carboidrati:_____

Quotidiano Apporto Energetico:_____

Nota:_____

_____

_____

VENERDÌ   Data:_____

Colazione: Ora:_____

mangiai:_____

_____

_____

bevvi:_____

_____

Proteine:_____Grassi:_____

Carboidrati:_____

Spuntino: Ora:_____

_____

_____

_____

Pranzo: Ora:_____

mangiai:_____

_____

_____

bevvi:_____

_____

Proteine:_____Grassi:_____

Carboidrati:_____

<u>Spuntino:</u>   Ora:_____

_____

_____

_____

<u>Cena:</u>   Ora:_____

mangiai:_____

_____

_____

bevvi:_____

_____

Proteine:_____Grassi:_____

Carboidrati:_____

<u>Quotidiano Apporto Energetico:</u>_____

Nota:_____

_____

_____

SABATO   Data:_____

<u>**Colazione:**</u>   Ora:_____

mangiai:_____

_____

_____

bevvi:_____

_____

Proteine:_____Grassi:_____

Carboidrati:_____

<u>**Spuntino:**</u>   Ora:_____

_____

_____

_____

<u>**Pranzo:**</u>   Ora:_____

mangiai:_____

_____

_____

bevvi:_____

_____

Proteine:_____Grassi:_____

Carboidrati:_____

Spuntino: Ora:_____

_____

_____

_____

Cena: Ora:_____

mangiai:_____

_____

_____

bevvi:_____

_____

Proteine:_____Grassi:_____

Carboidrati:_____

Quotidiano Apporto Energetico:_____

Nota:_____

_____

_____

DOMENICA

Data:_____

<u>Colazione:</u>

Ora:_____

mangiai:_____

_____

_____

bevvi:_____

_____

Proteine:_____Grassi:_____

Carboidrati:_____

<u>Spuntino:</u>

Ora:_____

_____

_____

_____

<u>Pranzo:</u>

Ora:_____

mangiai:_____

_____

_____

bevvi:_____

_____

Proteine:_____Grassi:_____

Carboidrati:_____

Spuntino: Ora:_____

_____

_____

_____

Cena: Ora:_____

mangiai:_____

_____

_____

bevvi:_____

_____

Proteine:_____Grassi:_____

Carboidrati:_____

Quotidiano Apporto Energetico:_____

Nota:_____

_____

_____

LUNEDÌ

Data:_____

Colazione:

Ora:_____

mangiai:_____

_____

_____

bevvi:_____

_____

Proteine:_____Grassi:_____

Carboidrati:_____

Spuntino:

Ora:_____

_____

_____

_____

Pranzo:

Ora:_____

mangiai:_____

_____

_____

bevvi:_____

_____

Proteine:_____Grassi:_____

Carboidrati:_____

Spuntino: Ora:_____

_____

_____

_____

Cena: Ora:_____

mangiai:_____

_____

_____

bevvi:_____

_____

Proteine:_____Grassi:_____

Carboidrati:_____

Quotidiano Apporto Energetico:_____

Nota:_____

_____   _____

_____

MARTEDÌ

Data:_____

Colazione:

Ora:_____

mangiai:_____

_____

_____

bevvi:_____

_____

Proteine:_____Grassi:_____

Carboidrati:_____

Spuntino:

Ora:_____

_____

_____

_____

Pranzo:

Ora:_____

mangiai:_____

_____

_____

bevvi:_____

_____

Proteine:_____Grassi:_____

Carboidrati:_____

Spuntino: Ora:_____

_____

_____

_____

Cena: Ora:_____

mangiai:_____

_____

_____

bevvi:_____

_____

Proteine:_____Grassi:_____

Carboidrati:_____

Quotidiano Apporto Energetico:_____

Nota:_____

_____

_____

MERCOLEDÌ   Data:_____

Colazione: Ora:_____

mangiai:_____

_____

_____

bevvi:_____

_____

Proteine:_____Grassi:_____

Carboidrati:_____

Spuntino: Ora:_____

_____

_____

_____

Pranzo: Ora:_____

mangiai:_____

_____

_____

bevvi:_____

_____

Proteine:_____Grassi:_____

Carboidrati:_____

Spuntino: Ora:_____

_____

_____

_____

Cena: Ora:_____

mangiai:_____

_____

_____

bevvi:_____

_____

Proteine:_____Grassi:_____

Carboidrati:_____

Quotidiano Apporto Energetico:_____

Nota:_____

_____

_____

GIOVEDÌ

Data:_____

Colazione:

Ora:_____

mangiai:_____

_____

_____

bevvi:_____

_____

Proteine:_____Grassi:_____

Carboidrati:_____

Spuntino:

Ora:_____

_____

_____

_____

Pranzo:

Ora:_____

mangiai:_____

_____

_____

bevvi:_____

_____

Proteine:_____Grassi:_____

Carboidrati:_____

Spuntino: Ora:_____

_____

_____

_____

Cena: Ora:_____

mangiai:_____

_____

_____

bevvi:_____

_____

Proteine:_____Grassi:_____

Carboidrati:_____

Quotidiano Apporto Energetico:_____

Nota:_____

_____

_____

VENERDÌ

Data:_____

Colazione:

Ora:_____

mangiai:_____

_____

_____

bevvi:_____

_____

Proteine:_____Grassi:_____

Carboidrati:_____

Spuntino:

Ora:_____

_____

_____

_____

Pranzo:

Ora:_____

mangiai:_____

_____

_____

bevvi:_____

_____

Proteine:_____Grassi:_____

Carboidrati:_____

Spuntino: Ora:_____

_____

_____

_____

Cena: Ora:_____

mangiai:_____

_____

_____

bevvi:_____

_____

Proteine:_____Grassi:_____

Carboidrati:_____

Quotidiano Apporto Energetico:_____

Nota:_____

_____

_____

SABATO

Data:_____

Colazione:

Ora:_____

mangiai:_____

_____

_____

bevvi:_____

_____

Proteine:_____Grassi:_____

Carboidrati:_____

Spuntino:

Ora:_____

_____

_____

_____

Pranzo:

Ora:_____

mangiai:_____

_____

_____

bevvi:_____

_____

Proteine:_____Grassi:_____

Carboidrati:_____

Spuntino: Ora:_____

_____

_____

_____

Cena: Ora:_____

mangiai:_____

_____

_____

bevvi:_____

_____

Proteine:_____Grassi:_____

Carboidrati:_____

Quotidiano Apporto Energetico:_____

Nota:_____

_____

_____

DOMENICA   Data:_____

Colazione: Ora:_____

mangiai:_____

_____

_____

bevvi:_____

_____

Proteine:_____Grassi:_____

Carboidrati:_____

Spuntino: Ora:_____

_____

_____

_____

Pranzo: Ora:_____

mangiai:_____

_____

_____

bevvi:_____

_____

Proteine:_____Grassi:_____

Carboidrati:_____

Spuntino: Ora:_____

_____

_____

_____

Cena: Ora:_____

mangiai:_____

_____

_____

bevvi:_____

_____

Proteine:_____Grassi:_____

Carboidrati:_____

Quotidiano Apporto Energetico:_____

Nota:_____

_____

_____

LUNEDÌ

Data:_____

Colazione:

Ora:_____

mangiai:_____

_____

_____

bevvi:_____

_____

Proteine:_____Grassi:_____

Carboidrati:_____

Spuntino:

Ora:_____

_____

_____

_____

Pranzo:

Ora:_____

mangiai:_____

_____

_____

bevvi:_____

_____

Proteine:_____Grassi:_____

Carboidrati:_____

Spuntino: Ora:_____

_____

_____

_____

Cena: Ora:_____

mangiai:_____

_____

_____

bevvi:_____

_____

Proteine:_____Grassi:_____

Carboidrati:_____

Quotidiano Apporto Energetico:_____

Nota:_____

_____

_____

MARTEDÌ

Data:_____

Colazione:

Ora:_____

mangiai:_____

_____

_____

bevvi:_____

_____

Proteine:_____Grassi:_____

Carboidrati:_____

Spuntino:

Ora:_____

_____

_____

_____

Pranzo:

Ora:_____

mangiai:_____

_____

_____

bevvi:_____

_____

Proteine:_____Grassi:_____

Carboidrati:_____

<u>Spuntino:</u>   Ora:_____

_____

_____

_____

<u>Cena:</u>   Ora:_____

mangiai:_____

_____

_____

bevvi:_____

_____

Proteine:_____Grassi:_____

Carboidrati:_____

<u>Quotidiano Apporto Energetico:</u>_____

Nota:_____

_____

_____

MERCOLEDÌ

Data:_____

Colazione:

Ora:_____

mangiai:_____

_____

_____

bevvi:_____

_____

Proteine:_____Grassi:_____

Carboidrati:_____

Spuntino:

Ora:_____

_____

_____

_____

Pranzo:

Ora:_____

mangiai:_____

_____

_____

bevvi:_____

_____

Proteine:_____Grassi:_____

Carboidrati:_____

Spuntino: Ora:_____

_____

_____

_____

Cena: Ora:_____

mangiai:_____

_____

_____

bevvi:_____

_____

Proteine:_____Grassi:_____

Carboidrati:_____

Quotidiano Apporto Energetico:_____

Nota:_____

_____

_____

GIOVEDÌ

Data:_____

Colazione:

Ora:_____

mangiai:_____

_____

_____

bevvi:_____

_____

Proteine:_____Grassi:_____

Carboidrati:_____

Spuntino:

Ora:_____

_____

_____

_____

Pranzo:

Ora:_____

mangiai:_____

_____

_____

bevvi:_____

_____

Proteine:_____Grassi:_____

Carboidrati:_____

Spuntino: Ora:_____

_____

_____

_____

Cena: Ora:_____

mangiai:_____

_____

_____

bevvi:_____

_____

Proteine:_____Grassi:_____

Carboidrati:_____

Quotidiano Apporto Energetico:_____

Nota:_____

_____

_____

VENERDÌ

Data:_____

Colazione:

Ora:_____

mangiai:_____

_____

_____

bevvi:_____

_____

Proteine:_____Grassi:_____

Carboidrati:_____

Spuntino:

Ora:_____

_____

_____

_____

Pranzo:

Ora:_____

mangiai:_____

_____

_____

bevvi:_____

_____

Proteine:_____Grassi:_____

Carboidrati:_____

Spuntino: Ora:_____

_____

_____

_____

Cena: Ora:_____

mangiai:_____

_____

_____

bevvi:_____

_____

Proteine:_____Grassi:_____

Carboidrati:_____

Quotidiano Apporto Energetico:_____

Nota:_____

_____

_____

SABATO   Data:_____

Colazione: Ora:_____

mangiai:_____

_____

_____

bevvi:_____

_____

Proteine:_____Grassi:_____

Carboidrati:_____

Spuntino: Ora:_____

_____

_____

_____

Pranzo: Ora:_____

mangiai:_____

_____

_____

bevvi:_____

_____

Proteine:_____Grassi:_____

Carboidrati:_____

Spuntino: Ora:_____

_____

_____

_____

Cena: Ora:_____

mangiai:_____

_____

_____

bevvi:_____

_____

Proteine:_____Grassi:_____

Carboidrati:_____

Quotidiano Apporto Energetico:_____

Nota:_____

_____

_____

DOMENICA

Data:_____

Colazione:

Ora:_____

mangiai:_____

_____

_____

bevvi:_____

_____

Proteine:_____Grassi:_____

Carboidrati:_____

Spuntino:

Ora:_____

_____

_____

_____

Pranzo:

Ora:_____

mangiai:_____

_____

_____

bevvi:_____

_____

Proteine:_____Grassi:_____

Carboidrati:_____

<u>Spuntino:</u>   Ora:_____

_____

_____

_____

<u>Cena:</u>   Ora:_____

mangiai:_____

_____

_____

bevvi:_____

_____

Proteine:_____Grassi:_____

Carboidrati:_____

<u>Quotidiano Apporto Energetico:</u>_____

Nota:_____

_____

_____

LUNEDÌ   Data:_____

Colazione: Ora:_____

mangiai:_____

_____

_____

bevvi:_____

_____

Proteine:_____Grassi:_____

Carboidrati:_____

Spuntino: Ora:_____

_____

_____

_____

Pranzo: Ora:_____

mangiai:_____

_____

_____

bevvi:_____

_____

Proteine:_____Grassi:_____

Carboidrati:_____

<u>Spuntino:</u>   Ora:_____

_____

_____

_____

<u>Cena:</u>   Ora:_____

mangiai:_____

_____

_____

bevvi:_____

_____

Proteine:_____Grassi:_____

Carboidrati:_____

<u>Quotidiano Apporto Energetico:</u>_____

Nota:_____

_____

_____

MARTEDÌ

Data:_____

Colazione:

Ora:_____

mangiai:_____

_____

_____

bevvi:_____

_____

Proteine:_____Grassi:_____

Carboidrati:_____

Spuntino:

Ora:_____

_____

_____

_____

Pranzo:

Ora:_____

mangiai:_____

_____

_____

bevvi:_____

_____

Proteine:_____Grassi:_____

Carboidrati:_____

Spuntino: Ora:_____

_____

_____

_____

Cena: Ora:_____

mangiai:_____

_____

_____

bevvi:_____

_____

Proteine:_____Grassi:_____

Carboidrati:_____

Quotidiano Apporto Energetico:_____

Nota:_____

_____

_____

MERCOLEDÌ

Data:_____

Colazione:

Ora:_____

mangiai:_____

_____

_____

bevvi:_____

_____

Proteine:_____Grassi:_____

Carboidrati:_____

Spuntino:

Ora:_____

_____

_____

_____

Pranzo:

Ora:_____

mangiai:_____

_____

_____

bevvi:_____

_____

Proteine:_____Grassi:_____

Carboidrati:_____

Spuntino: Ora:_____

_____

_____

_____

Cena: Ora:_____

mangiai:_____

_____

_____

bevvi:_____

_____

Proteine:_____Grassi:_____

Carboidrati:_____

Quotidiano Apporto Energetico:_____

Nota:_____

_____

_____

GIOVEDÌ

Data:_____

Colazione:

Ora:_____

mangiai:_____

_____

_____

bevvi:_____

_____

Proteine:_____Grassi:_____

Carboidrati:_____

Spuntino:

Ora:_____

_____

_____

_____

Pranzo:

Ora:_____

mangiai:_____

_____

_____

bevvi:_____

_____

Proteine:_____Grassi:_____

Carboidrati:_____

Spuntino: Ora:_____

_____

_____

_____

Cena: Ora:_____

mangiai:_____

_____

_____

bevvi:_____

_____

Proteine:_____Grassi:_____

Carboidrati:_____

Quotidiano Apporto Energetico:_____

Nota:_____

_____

_____

VENERDÌ   Data:_____

Colazione: Ora:_____

mangiai:_____

_____

_____

bevvi:_____

_____

Proteine:_____Grassi:_____

Carboidrati:_____

Spuntino: Ora:_____

_____

_____

_____

Pranzo: Ora:_____

mangiai:_____

_____

_____

bevvi:_____

_____

Proteine:_____Grassi:_____

Carboidrati:_____

Spuntino: Ora:_____

_____

_____

_____

Cena: Ora:_____

mangiai:_____

_____

_____

bevvi:_____

_____

Proteine:_____Grassi:_____

Carboidrati:_____

Quotidiano Apporto Energetico:_____

Nota:_____

_____

_____

SABATO   Data:_____

<u>**Colazione:**</u>   Ora:_____

mangiai:_____

_____

_____

bevvi:_____

_____

Proteine:_____Grassi:_____

Carboidrati:_____

<u>**Spuntino:**</u>   Ora:_____

_____

_____

_____

<u>**Pranzo:**</u>   Ora:_____

mangiai:_____

_____

_____

bevvi:_____

_____

Proteine:_____Grassi:_____

Carboidrati:_____

Spuntino: Ora:_____

_____

_____

_____

Cena: Ora:_____

mangiai:_____

_____

_____

bevvi:_____

_____

Proteine:_____Grassi:_____

Carboidrati:_____

Quotidiano Apporto Energetico:_____

Nota:_____

_____

_____

DOMENICA   Data:_____

Colazione: Ora:_____

mangiai:_____

_____

_____

bevvi:_____

_____

Proteine:_____Grassi:_____

Carboidrati:_____

Spuntino: Ora:_____

_____

_____

_____

Pranzo: Ora:_____

mangiai:_____

_____

_____

bevvi:_____

_____

Proteine:_____Grassi:_____

Carboidrati:_____

Spuntino: Ora:_____

_____

_____

_____

Cena: Ora:_____

mangiai:_____

_____

_____

bevvi:_____

_____

Proteine:_____Grassi:_____

Carboidrati:_____

Quotidiano Apporto Energetico:_____

Nota:_____

_____

_____

VALUTAZIONE

Data:_____

Peso:
al principio_____ adesso _____

Grasso corporeo:
al principio_____ adesso _____

Circonferenza
Vita:
al principio_____ adesso _____

Fianchi:
al principio_____ adesso _____

Cosce:
al principio_____ adesso _____

Braccio:
al principio_____ adesso _____

Totale giornaliera spesa energetica:_____
Quotidiano Apporto Energetico:_____

Cose del mio corpo che cambiarono:

1._____

2._____

3._____

_____

Cose dell'alimentazione che cambiarono:

1._____

2._____

3._____

_____

Le cose che voglio cambiare:

1._____

2._____

3._____

_____

Nota:

_____

_____

LUNEDÌ

Data:_____

Colazione:

Ora:_____

mangiai:_____

_____

_____

bevvi:_____

_____

Proteine:_____Grassi:_____

Carboidrati:_____

Spuntino:

Ora:_____

_____

_____

_____

Pranzo:

Ora:_____

mangiai:_____

_____

_____

bevvi:_____

_____

Proteine:_____Grassi:_____

Carboidrati:_____

Spuntino: Ora:_____

_____

_____

_____

Cena: Ora:_____

mangiai:_____

_____

_____

bevvi:_____

_____

Proteine:_____Grassi:_____

Carboidrati:_____

Quotidiano Apporto Energetico:_____

Nota:_____

_____

_____

MERCOLEDÌ   Data:_____

Colazione: Ora:_____

mangiai:_____

_____

_____

bevvi:_____

_____

Proteine:_____Grassi:_____

Carboidrati:_____

Spuntino: Ora:_____

_____

_____

_____

Pranzo: Ora:_____

mangiai:_____

_____

_____

bevvi:_____

_____

Proteine:_____Grassi:_____

Carboidrati:_____

Spuntino: Ora:_____

_____

_____

_____

Cena: Ora:_____

mangiai:_____

_____

_____

bevvi:_____

_____

Proteine:_____Grassi:_____

Carboidrati:_____

Quotidiano Apporto Energetico:_____

Nota:_____

_____

_____

GIOVEDÌ   Data:_____

Colazione: Ora:_____

mangiai:_____

_____

_____

bevvi:_____

_____

Proteine:_____Grassi:_____

Carboidrati:_____

Spuntino: Ora:_____

_____

_____

_____

Pranzo: Ora:_____

mangiai:_____

_____

_____

bevvi:_____

_____

Proteine:_____Grassi:_____

Carboidrati:_____

Spuntino: Ora:_____

_____

_____

_____

Cena: Ora:_____

mangiai:_____

_____

_____

bevvi:_____

_____

Proteine:_____Grassi:_____

Carboidrati:_____

Quotidiano Apporto Energetico:_____

Nota:_____

_____

_____

VENERDÌ   Data:_____

Colazione: Ora:_____

mangiai:_____

_____

_____

bevvi:_____

_____

Proteine:_____Grassi:_____

Carboidrati:_____

Spuntino: Ora:_____

_____

_____

_____

Pranzo: Ora:_____

mangiai:_____

_____

_____

bevvi:_____

_____

Proteine:_____Grassi:_____

Carboidrati:_____

Spuntino: Ora:_____

_____

_____

_____

Cena: Ora:_____

mangiai:_____

_____

_____

bevvi:_____

_____

Proteine:_____Grassi:_____

Carboidrati:_____

Quotidiano Apporto Energetico:_____

Nota:_____

_____

_____

SABATO   Data:_____

<u>Colazione:</u>   Ora:_____

mangiai:_____

_____

_____

bevvi:_____

_____

Proteine:_____Grassi:_____

Carboidrati:_____

<u>Spuntino:</u>   Ora:_____

_____

_____

_____

<u>Pranzo:</u>   Ora:_____

mangiai:_____

_____

_____

bevvi:_____

_____

Proteine:_____Grassi:_____

Carboidrati:_____

Spuntino: Ora:_____

_____

_____

_____

Cena: Ora:_____

mangiai:_____

_____

_____

bevvi:_____

_____

Proteine:_____Grassi:_____

Carboidrati:_____

Quotidiano Apporto Energetico:_____

Nota:_____

_____

_____

DOMENICA   Data:_____

Colazione: Ora:_____

mangiai:_____

_____

_____

bevvi:_____

_____

Proteine:_____Grassi:_____

Carboidrati:_____

Spuntino: Ora:_____

_____

_____

_____

Pranzo: Ora:_____

mangiai:_____

_____

_____

bevvi:_____

_____

Proteine:_____Grassi:_____

Carboidrati:_____

Spuntino: Ora:_____

_____

_____

_____

Cena: Ora:_____

mangiai:_____

_____

_____

bevvi:_____

_____

Proteine:_____Grassi:_____

Carboidrati:_____

Quotidiano Apporto Energetico:_____

Nota:_____

_____

_____

LUNEDÌ   Data:_____

Colazione: Ora:_____

mangiai:_____

_____

_____

bevvi:_____

_____

Proteine:_____Grassi:_____

Carboidrati:_____

Spuntino: Ora:_____

_____

_____

_____

Pranzo: Ora:_____

mangiai:_____

_____

_____

bevvi:_____

_____

Proteine:_____Grassi:_____

Carboidrati:_____

Spuntino: Ora:_____

_____

_____

_____

Cena: Ora:_____

mangiai:_____

_____

_____

bevvi:_____

_____

Proteine:_____Grassi:_____

Carboidrati:_____

Quotidiano Apporto Energetico:_____

Nota:_____

_____

_____

MARTEDÌ

Data:_____

Colazione:

Ora:_____

mangiai:_____

_____

_____

bevvi:_____

_____

Proteine:_____Grassi:_____

Carboidrati:_____

Spuntino:

Ora:_____

_____

_____

_____

Pranzo:

Ora:_____

mangiai:_____

_____

_____

bevvi:_____

_____

Proteine:_____Grassi:_____

Carboidrati:_____

Spuntino: Ora:_____

_____

_____

_____

Cena: Ora:_____

mangiai:_____

_____

_____

bevvi:_____

_____

Proteine:_____Grassi:_____

Carboidrati:_____

Quotidiano Apporto Energetico:_____

Nota:_____

_____

_____

MERCOLEDÌ

Data:_____

Colazione:

Ora:_____

mangiai:_____

_____

_____

bevvi:_____

_____

Proteine:_____Grassi:_____

Carboidrati:_____

Spuntino:

Ora:_____

_____

_____

_____

Pranzo:

Ora:_____

mangiai:_____

_____

_____

bevvi:_____

_____

Proteine:_____Grassi:_____

Carboidrati:_____

Spuntino: Ora:_____

_____

_____

_____

Cena: Ora:_____

mangiai:_____

_____

_____

bevvi:_____

_____

Proteine:_____Grassi:_____

Carboidrati:_____

Quotidiano Apporto Energetico:_____

Nota:_____

_____

_____

GIOVEDÌ   Data:_____

Colazione: Ora:_____

mangiai:_____

_____

_____

bevvi:_____

_____

Proteine:_____Grassi:_____

Carboidrati:_____

Spuntino: Ora:_____

_____

_____

_____

Pranzo: Ora:_____

mangiai:_____

_____

_____

bevvi:_____

_____

Proteine:_____Grassi:_____

Carboidrati:_____

Spuntino: Ora:_____

_____

_____

_____

Cena: Ora:_____

mangiai:_____

_____

_____

bevvi:_____

_____

Proteine:_____Grassi:_____

Carboidrati:_____

Quotidiano Apporto Energetico:_____

Nota:_____

_____

_____

VENERDÌ

Data:_____

Colazione:

Ora:_____

mangiai:_____

_____

_____

bevvi:_____

_____

Proteine:_____Grassi:_____

Carboidrati:_____

Spuntino:

Ora:_____

_____

_____

_____

Pranzo:

Ora:_____

mangiai:_____

_____

_____

bevvi:_____

_____

Proteine:_____Grassi:_____

Carboidrati:_____

<u>Spuntino:</u>   Ora:_____

_____

_____

_____

<u>Cena:</u>   Ora:_____

mangiai:_____

_____

_____

bevvi:_____

_____

Proteine:_____Grassi:_____

Carboidrati:_____

<u>Quotidiano Apporto Energetico:</u>_____

Nota:_____

_____

_____

SABATO   Data:_____

Colazione: Ora:_____

mangiai:_____

_____

_____

bevvi:_____

_____

Proteine:_____Grassi:_____

Carboidrati:_____

Spuntino: Ora:_____

_____

_____

_____

Pranzo: Ora:_____

mangiai:_____

_____

_____

bevvi:_____

_____

Proteine:_____Grassi:_____

Carboidrati:_____

Spuntino: Ora:_____

_____

_____

_____

Cena: Ora:_____

mangiai:_____

_____

_____

bevvi:_____

_____

Proteine:_____Grassi:_____

Carboidrati:_____

Quotidiano Apporto Energetico:_____

Nota:_____

_____

_____

DOMENICA   Data:_____

<u>Colazione:</u>   Ora:_____

mangiai:_____

_____

_____

bevvi:_____

_____

Proteine:_____Grassi:_____

Carboidrati:_____

<u>Spuntino:</u>   Ora:_____

_____

_____

_____

<u>Pranzo:</u>   Ora:_____

mangiai:_____

_____

_____

bevvi:_____

_____

Proteine:_____Grassi:_____

Carboidrati:_____

Spuntino: Ora:_____

_____

_____

_____

Cena: Ora:_____

mangiai:_____

_____

_____

bevvi:_____

_____

Proteine:_____Grassi:_____

Carboidrati:_____

Quotidiano Apporto Energetico:_____

Nota:_____

_____

_____

LUNEDÌ

Data:_____

Colazione:

Ora:_____

mangiai:_____

_____

_____

bevvi:_____

_____

Proteine:_____Grassi:_____

Carboidrati:_____

Spuntino:

Ora:_____

_____

_____

_____

Pranzo:

Ora:_____

mangiai:_____

_____

_____

bevvi:_____

_____

Proteine:_____Grassi:_____

Carboidrati:_____

Spuntino: Ora:_____

_____

_____

_____

Cena: Ora:_____

mangiai:_____

_____

_____

bevvi:_____

_____

Proteine:_____Grassi:_____

Carboidrati:_____

Quotidiano Apporto Energetico:_____

Nota:_____

_____

_____

MARTEDÌ   Data:_____

Colazione: Ora:_____

mangiai:_____

_____

_____

bevvi:_____

_____

Proteine:_____Grassi:_____

Carboidrati:_____

Spuntino: Ora:_____

_____

_____

_____

Pranzo: Ora:_____

mangiai:_____

_____

_____

bevvi:_____

_____

Proteine:_____Grassi:_____

Carboidrati:_____

Spuntino: Ora:_____

_____

_____

_____

Cena: Ora:_____

mangiai:_____

_____

_____

bevvi:_____

_____

Proteine:_____Grassi:_____

Carboidrati:_____

Quotidiano Apporto Energetico:_____

Nota:_____

_____

_____

MERCOLEDÌ   Data:_____

Colazione: Ora:_____

mangiai:_____

_____

_____

bevvi:_____

_____

Proteine:_____Grassi:_____

Carboidrati:_____

Spuntino: Ora:_____

_____

_____

_____

Pranzo: Ora:_____

mangiai:_____

_____

_____

bevvi:_____

_____

Proteine:_____Grassi:_____

Carboidrati:_____

<u>Spuntino:</u>   Ora:_____

_____

_____

_____

<u>Cena:</u>   Ora:_____

mangiai:_____

_____

_____

bevvi:_____

_____

Proteine:_____Grassi:_____

Carboidrati:_____

Quotidiano Apporto Energetico:_____

Nota:_____

_____

_____

GIOVEDÌ   Data:_____

Colazione: Ora:_____

mangiai:_____

_____

_____

bevvi:_____

_____

Proteine:_____Grassi:_____

Carboidrati:_____

Spuntino: Ora:_____

_____

_____

_____

Pranzo: Ora:_____

mangiai:_____

_____

_____

bevvi:_____

_____

Proteine:_____Grassi:_____

Carboidrati:_____

<u>Spuntino:</u> Ora:_____

_____

_____

_____

<u>Cena:</u> Ora:_____

mangiai:_____

_____

_____

bevvi:_____

_____

Proteine:_____Grassi:_____

Carboidrati:_____

<u>Quotidiano Apporto Energetico:</u>_____

Nota:_____

_____

_____

VENERDÌ

Data:_____

Colazione:

Ora:_____

mangiai:_____

_____

_____

bevvi:_____

_____

Proteine:_____Grassi:_____

Carboidrati:_____

Spuntino:

Ora:_____

_____

_____

_____

Pranzo:

Ora:_____

mangiai:_____

_____

_____

bevvi:_____

_____

Proteine:_____Grassi:_____

Carboidrati:_____

Spuntino: Ora:_____

_____

_____

_____

Cena: Ora:_____

mangiai:_____

_____

_____

bevvi:_____

_____

Proteine:_____Grassi:_____

Carboidrati:_____

Quotidiano Apporto Energetico:_____

Nota:_____

_____

_____

SABATO   Data:_____

<u>Colazione:</u>   Ora:_____

mangiai:_____

_____

_____

bevvi:_____

_____

Proteine:_____Grassi:_____

Carboidrati:_____

<u>Spuntino:</u>   Ora:_____

_____

_____

_____

<u>Pranzo:</u>   Ora:_____

mangiai:_____

_____

_____

bevvi:_____

_____

Proteine:_____Grassi:_____

Carboidrati:_____

Spuntino: Ora:_____

_____

_____

_____

Cena: Ora:_____

mangiai:_____

_____

_____

bevvi:_____

_____

Proteine:_____Grassi:_____

Carboidrati:_____

Quotidiano Apporto Energetico:_____

Nota:_____

_____

_____

DOMENICA   Data:_____

Colazione: Ora:_____

mangiai:_____

_____

_____

bevvi:_____

_____

Proteine:_____Grassi:_____

Carboidrati:_____

Spuntino: Ora:_____

_____

_____

_____

Pranzo: Ora:_____

mangiai:_____

_____

_____

bevvi:_____

_____

Proteine:_____Grassi:_____

Carboidrati:_____

<u>Spuntino:</u>   Ora:_____

_____

_____

_____

<u>Cena:</u>   Ora:_____

mangiai:_____

_____

_____

bevvi:_____

_____

Proteine:_____Grassi:_____

Carboidrati:_____

<u>Quotidiano Apporto Energetico:</u>_____

Nota:_____

_____

_____

LUNEDÌ

Data:_____

Colazione:

Ora:_____

mangiai:_____

_____

_____

bevvi:_____

_____

Proteine:_____Grassi:_____

Carboidrati:_____

Spuntino:

Ora:_____

_____

_____

_____

Pranzo:

Ora:_____

mangiai:_____

_____

_____

bevvi:_____

_____

Proteine:_____Grassi:_____

Carboidrati:_____

Spuntino: Ora:_____

_____

_____

_____

Cena: Ora:_____

mangiai:_____

_____

_____

bevvi:_____

_____

Proteine:_____Grassi:_____

Carboidrati:_____

Quotidiano Apporto Energetico:_____

Nota:_____

_____

_____

MARTEDÌ

Data:_____

Colazione:

Ora:_____

mangiai:_____

_____

_____

bevvi:_____

_____

Proteine:_____Grassi:_____

Carboidrati:_____

Spuntino:

Ora:_____

_____

_____

_____

Pranzo:

Ora:_____

mangiai:_____

_____

_____

bevvi:_____

_____

Proteine:_____Grassi:_____

Carboidrati:_____

Spuntino: Ora:_____

_____

_____

_____

Cena: Ora:_____

mangiai:_____

_____

_____

bevvi:_____

_____

Proteine:_____Grassi:_____

Carboidrati:_____

Quotidiano Apporto Energetico:_____

Nota:_____

_____

_____

MERCOLEDÌ   Data:_____

Colazione: Ora:_____

mangiai:_____

_____

_____

bevvi:_____

_____

Proteine:_____Grassi:_____

Carboidrati:_____

Spuntino: Ora:_____

_____

_____

_____

Pranzo: Ora:_____

mangiai:_____

_____

_____

bevvi:_____

_____

Proteine:_____Grassi:_____

Carboidrati:_____

Spuntino: Ora:_____

_____

_____

_____

Cena: Ora:_____

mangiai:_____

_____

_____

bevvi:_____

_____

Proteine:_____Grassi:_____

Carboidrati:_____

Quotidiano Apporto Energetico:_____

Nota:_____

_____

_____

GIOVEDÌ   Data:_____

Colazione: Ora:_____

mangiai:_____

_____

_____

bevvi:_____

_____

Proteine:_____Grassi:_____

Carboidrati:_____

Spuntino: Ora:_____

_____

_____

_____

Pranzo: Ora:_____

mangiai:_____

_____

_____

bevvi:_____

_____

Proteine:_____Grassi:_____

Carboidrati:_____

<u>Spuntino:</u>   Ora:_____

_____

_____

_____

<u>Cena:</u>   Ora:_____

mangiai:_____

_____

_____

bevvi:_____

_____

Proteine:_____Grassi:_____

Carboidrati:_____

<u>Quotidiano Apporto Energetico:</u>_____

Nota:_____

_____

_____

VENERDÌ

Data:_____

Colazione:

Ora:_____

mangiai:_____

_____

_____

bevvi:_____

_____

Proteine:_____Grassi:_____

Carboidrati:_____

Spuntino:

Ora:_____

_____

_____

_____

Pranzo:

Ora:_____

mangiai:_____

_____

_____

bevvi:_____

_____

Proteine:_____Grassi:_____

Carboidrati:_____

Spuntino: Ora:_____

_____

_____

_____

Cena: Ora:_____

mangiai:_____

_____

_____

bevvi:_____

_____

Proteine:_____Grassi:_____

Carboidrati:_____

Quotidiano Apporto Energetico:_____

Nota:_____

_____

_____

SABATO   Data:_____

Colazione: Ora:_____

mangiai:_____

_____

_____

bevvi:_____

_____

Proteine:_____Grassi:_____

Carboidrati:_____

Spuntino: Ora:_____

_____

_____

_____

Pranzo: Ora:_____

mangiai:_____

_____

_____

bevvi:_____

_____

Proteine:_____Grassi:_____

Carboidrati:_____

Spuntino: Ora:_____

_____

_____

_____

Cena: Ora:_____

mangiai:_____

_____

_____

bevvi:_____

_____

Proteine:_____Grassi:_____

Carboidrati:_____

Quotidiano Apporto Energetico:_____

Nota:_____

_____

_____

DOMENICA   Data:_____

Colazione: Ora:_____

mangiai:_____

_____

_____

bevvi:_____

_____

Proteine:_____Grassi:_____

Carboidrati:_____

Spuntino: Ora:_____

_____

_____

_____

Pranzo: Ora:_____

mangiai:_____

_____

_____

bevvi:_____

_____

Proteine:_____Grassi:_____

Carboidrati:_____

Spuntino: Ora:_____

_____

_____

_____

Cena: Ora:_____

mangiai:_____

_____

_____

bevvi:_____

_____

Proteine:_____Grassi:_____

Carboidrati:_____

Quotidiano Apporto Energetico:_____

Nota:_____

_____

_____

VALUTAZIONE

Data:_____

Peso:
dopo 4 settimane_____ adesso _____

Grasso corporeo:
dopo 4 settimane_____ adesso _____

Circonferenza
Vita:
dopo 4 settimane_____ adesso _____

Fianchi:
dopo 4 settimane_____ adesso _____

Cosce:
dopo 4 settimane_____ adesso _____

Braccio:
dopo 4 settimane_____ adesso _____

Totale giornaliera spesa energetica:_____
Quotidiano Apporto Energetico:_____

Cose del mio corpo che cambiarono:

1._____

2._____

3._____

_____

_____

Cose dell'alimentazione che cambiarono:

1._____

2._____

3._____

_____

_____

Le cose che voglio cambiare:

1._____

2._____

3._____

_____

_____

NOTA

NOTA

NOTA